Persönliche Daten

Name   : _______________________

Anschrift   : _______________________

Telefon   : _______________________

Meine Medikamente:

____

____

____

____

____

____

Im Notfall bitte benachrichtigen:

Name   : _______________________

Anschrift   : _______________________

Telefon   : _______________________

Datum	Uhrzeit	Blutdruck		Puls

Datum	Uhrzeit	Blutdruck		Puls

Datum	Uhrzeit	Blutdruck		Puls

Datum	Uhrzeit	Blutdruck		Puls

Datum	Uhrzeit	Blutdruck		Puls

Datum	Uhrzeit	Blutdruck		Puls

Datum	Uhrzeit	Blutdruck		Puls

Datum	Uhrzeit	Blutdruck		Puls

Datum	Uhrzeit	Blutdruck		Puls
Datum	Uhrzeit	Blutdruck		Puls

Datum	Uhrzeit	Blutdruck		Puls

Datum	Uhrzeit	Blutdruck		Puls

Datum	Uhrzeit	Blutdruck		Puls

Datum	Uhrzeit	Blutdruck		Puls

Datum	Uhrzeit	Blutdruck		Puls

Datum	Uhrzeit	Blutdruck		Puls
Datum	Uhrzeit	Blutdruck		Puls

Datum	Uhrzeit	Blutdruck		Puls

Datum	Uhrzeit	Blutdruck		Puls

Datum	Uhrzeit	Blutdruck		Puls

Datum	Uhrzeit	Blutdruck		Puls

Datum	Uhrzeit	Blutdruck		Puls

Datum	Uhrzeit	Blutdruck		Puls

Datum	Uhrzeit	Blutdruck		Puls

Datum	Uhrzeit	Blutdruck		Puls

Datum	Uhrzeit	Blutdruck		Puls

Datum	Uhrzeit	Blutdruck		Puls

Datum	Uhrzeit	Blutdruck		Puls

Datum	Uhrzeit	Blutdruck		Puls

Datum	Uhrzeit	Blutdruck		Puls

Datum	Uhrzeit	Blutdruck		Puls

Datum	Uhrzeit	Blutdruck		Puls

Datum	Uhrzeit	Blutdruck		Puls

Datum	Uhrzeit	Blutdruck		Puls

Datum	Uhrzeit	Blutdruck		Puls

Datum	Uhrzeit	Blutdruck		Puls
Datum	Uhrzeit	Blutdruck		Puls

Datum	Uhrzeit	Blutdruck		Puls

Datum	Uhrzeit	Blutdruck		Puls

Datum	Uhrzeit	Blutdruck		Puls

Datum	Uhrzeit	Blutdruck		Puls

Datum	Uhrzeit	Blutdruck		Puls

Datum	Uhrzeit	Blutdruck		Puls

Datum	Uhrzeit	Blutdruck		Puls

Datum	Uhrzeit	Blutdruck		Puls

Datum	Uhrzeit	Blutdruck		Puls

Datum	Uhrzeit	Blutdruck		Puls

Datum	Uhrzeit	Blutdruck		Puls

Datum	Uhrzeit	Blutdruck		Puls

Datum	Uhrzeit	Blutdruck		Puls

Datum	Uhrzeit	Blutdruck		Puls

Datum	Uhrzeit	Blutdruck		Puls

Datum	Uhrzeit	Blutdruck		Puls

Datum	Uhrzeit	Blutdruck		Puls

Datum	Uhrzeit	Blutdruck		Puls

Datum	Uhrzeit	Blutdruck		Puls

Datum	Uhrzeit	Blutdruck		Puls

Datum	Uhrzeit	Blutdruck		Puls

Datum	Uhrzeit	Blutdruck		Puls

Datum	Uhrzeit	Blutdruck		Puls

Datum	Uhrzeit	Blutdruck		Puls

Datum	Uhrzeit	Blutdruck		Puls

Datum	Uhrzeit	Blutdruck		Puls

Datum	Uhrzeit	Blutdruck		Puls

Datum	Uhrzeit	Blutdruck		Puls

Datum	Uhrzeit	Blutdruck		Puls

Datum	Uhrzeit	Blutdruck		Puls

Datum	Uhrzeit	Blutdruck		Puls

Datum	Uhrzeit	Blutdruck		Puls

Datum	Uhrzeit	Blutdruck		Puls
Datum	Uhrzeit	Blutdruck		Puls

Datum	Uhrzeit	Blutdruck		Puls

Datum	Uhrzeit	Blutdruck		Puls

Datum	Uhrzeit	Blutdruck		Puls

Datum	Uhrzeit	Blutdruck		Puls

Datum	Uhrzeit	Blutdruck		Puls
Datum	Uhrzeit	Blutdruck		Puls

Datum	Uhrzeit	Blutdruck		Puls

Datum	Uhrzeit	Blutdruck		Puls
Datum	Uhrzeit	Blutdruck		Puls

Datum	Uhrzeit	Blutdruck		Puls
Datum	Uhrzeit	Blutdruck		Puls

Datum	Uhrzeit	Blutdruck		Puls

Datum	Uhrzeit	Blutdruck		Puls
Datum	Uhrzeit	Blutdruck		Puls

Datum	Uhrzeit	Blutdruck		Puls

Datum	Uhrzeit	Blutdruck		Puls
Datum	Uhrzeit	Blutdruck		Puls

Datum	Uhrzeit	Blutdruck		Puls

Datum	Uhrzeit	Blutdruck		Puls

Datum	Uhrzeit	Blutdruck		Puls

Datum	Uhrzeit	Blutdruck		Puls

Datum	Uhrzeit	Blutdruck		Puls

Datum	Uhrzeit	Blutdruck		Puls

Datum	Uhrzeit	Blutdruck		Puls

Datum	Uhrzeit	Blutdruck		Puls

Datum	Uhrzeit	Blutdruck		Puls

Datum	Uhrzeit	Blutdruck		Puls

Datum	Uhrzeit	Blutdruck		Puls

Datum	Uhrzeit	Blutdruck		Puls

Datum	Uhrzeit	Blutdruck		Puls

Datum	Uhrzeit	Blutdruck		Puls

Datum	Uhrzeit	Blutdruck		Puls

Datum	Uhrzeit	Blutdruck		Puls

Datum	Uhrzeit	Blutdruck		Puls

Datum	Uhrzeit	Blutdruck		Puls

Datum	Uhrzeit	Blutdruck		Puls

Datum	Uhrzeit	Blutdruck		Puls
Datum	Uhrzeit	Blutdruck		Puls

Datum	Uhrzeit	Blutdruck		Puls
Datum	**Uhrzeit**	**Blutdruck**		**Puls**